“画里有话”动物疫病防控科普知识讲堂

血吸虫病防控科普知识

农业农村部畜牧兽医局
中国动物卫生与流行病学中心

中国农业出版社
北　京

编写人员

主　　编　侯玉慧　张秀娟

副 主 编　王永玲

编　　者　高向向　朱　琳　曲志娜　刘　娜　林湛椰
　　　　　赵　格　赵肖璟

主　　审　王功民　黄保续

副 主 审　颜起斌
　　　　　林矫矫（中国农业科学院上海兽医研究所）

出品单位　农业农村部畜牧兽医局
　　　　　中国动物卫生与流行病学中心

消除血吸虫病，我们在行动！

血吸虫病俗称“大肚子病”，是一种严重危害人畜健康的寄生虫病，人和动物都可被感染。

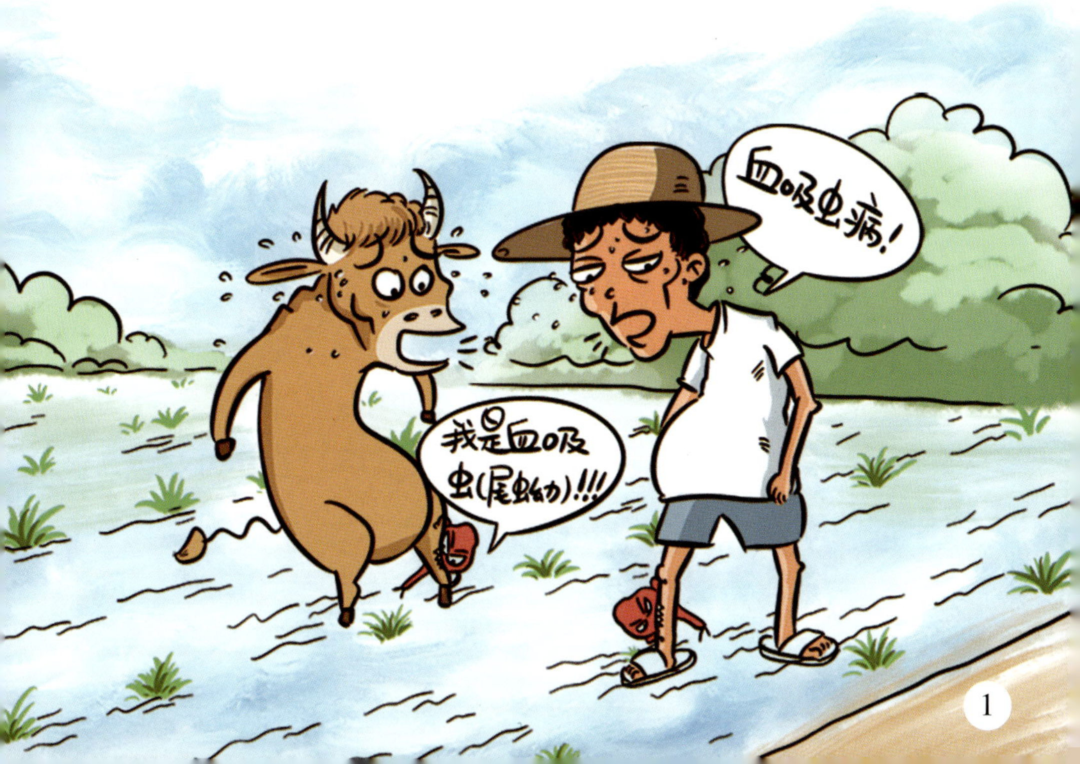

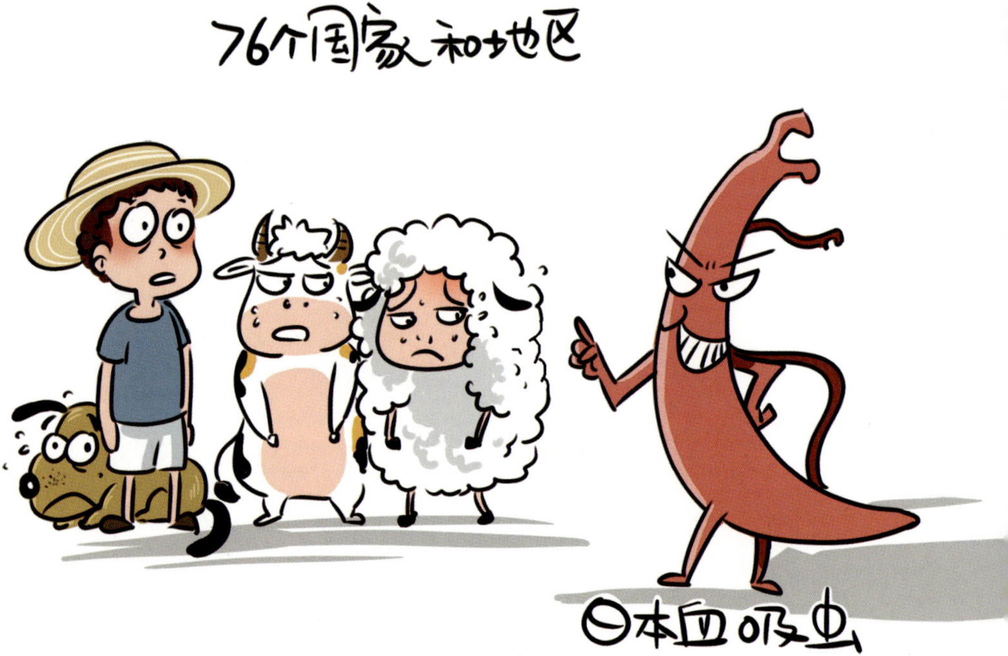

血吸虫分布于亚洲、非洲及拉丁美洲的 76 个国家和地区，全球有 2 亿多人感染，6 亿人受到威胁。血吸虫种类繁多，在我国流行的仅是日本血吸虫。

血吸虫病曾在我国广泛流行，在流行区危害严重。新中国成立以来，国家高度重视血吸虫病防控工作，经过 60 多年的综合治理，我国血吸虫病防控取得了举世瞩目的成就。

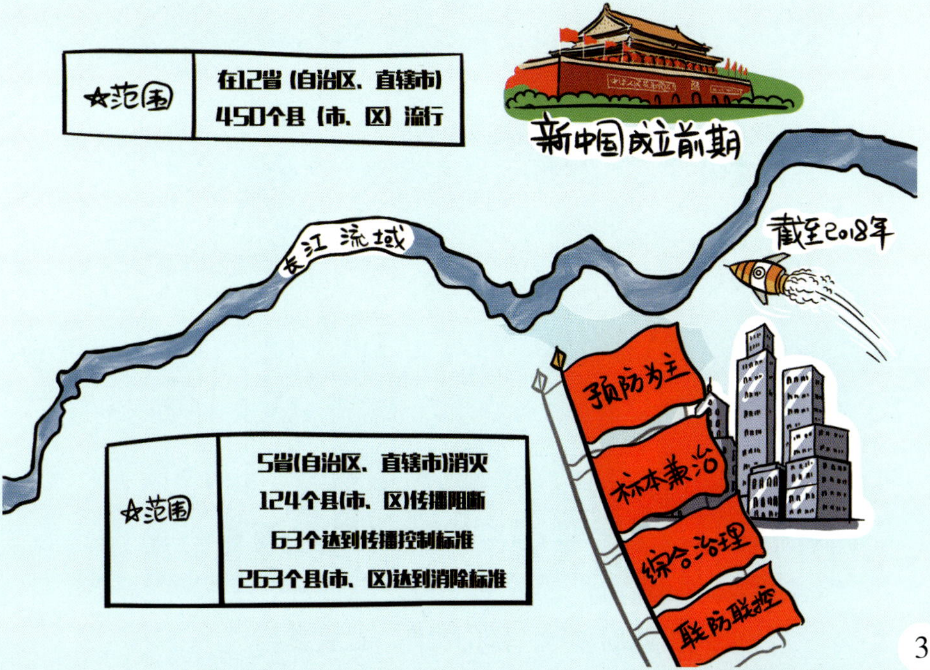

由于血吸虫病传染源难以彻底根除，我国局部地区依然存在疫情反弹风险，不能掉以轻心。

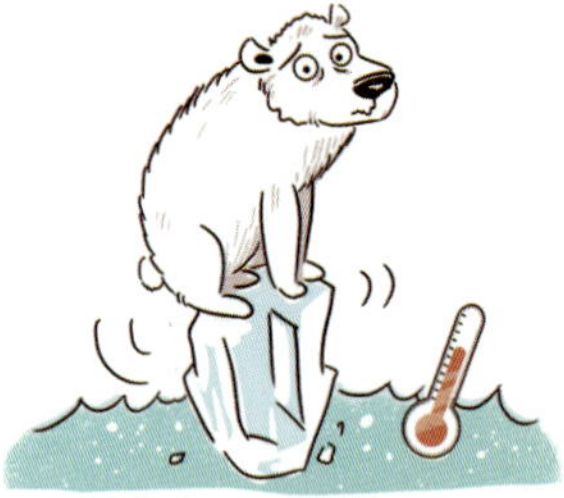

社会、经济、
生态、环境变化

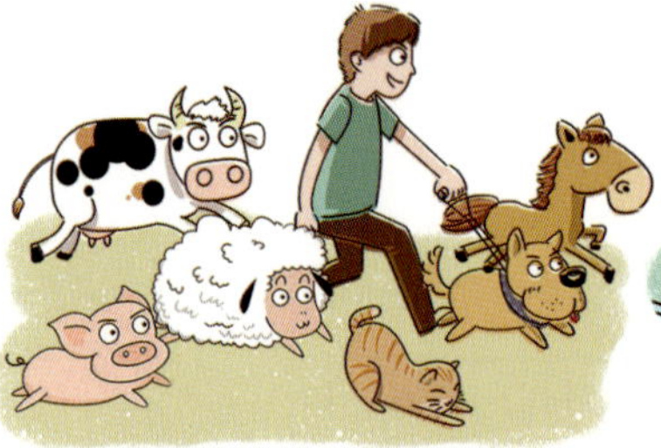

40余种易感动物
分布广泛、控制难

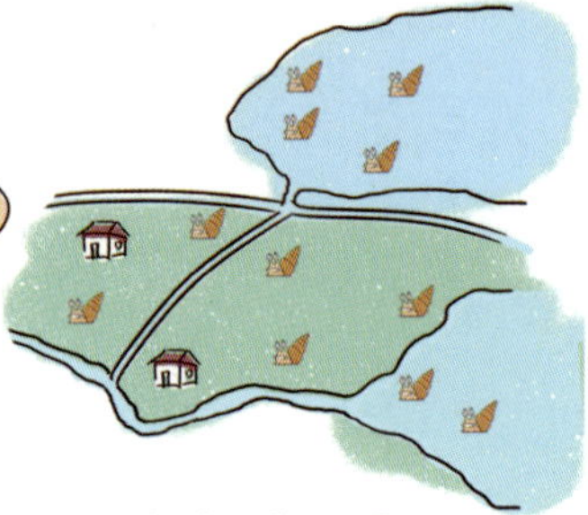

钉螺消灭难

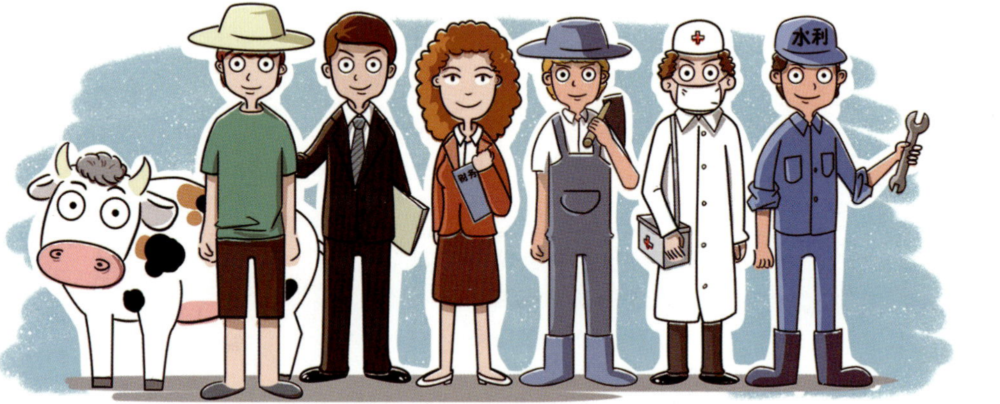

政府领导、部门协作、社会参与

传播途径

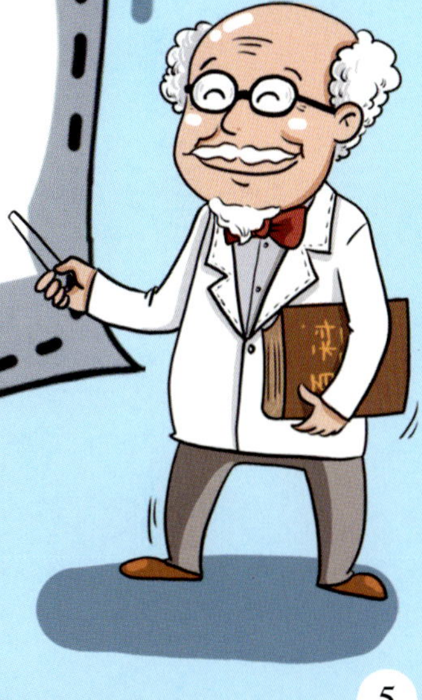

血吸虫的生长经历虫卵、毛蚴、母胞蚴、子胞蚴、尾蚴、童虫和成虫 7 个不同发育阶段。

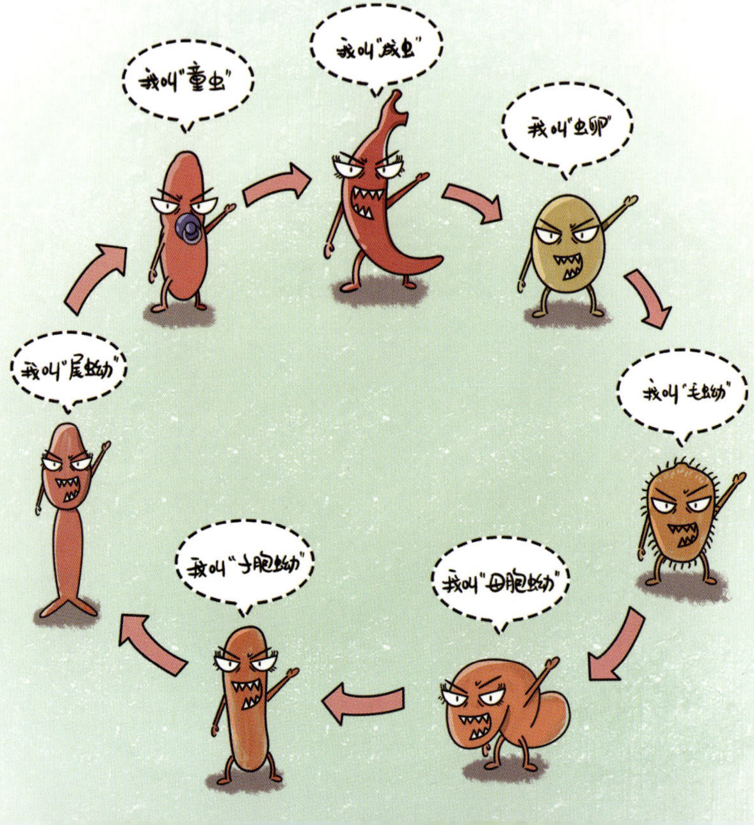
我叫"成虫"
我叫"虫卵"
我叫"毛蚴"
我叫"母胞蚴"
我叫"子胞蚴"
我叫"尾蚴"
我叫"童虫"

血吸虫每个生长阶段的生活环境

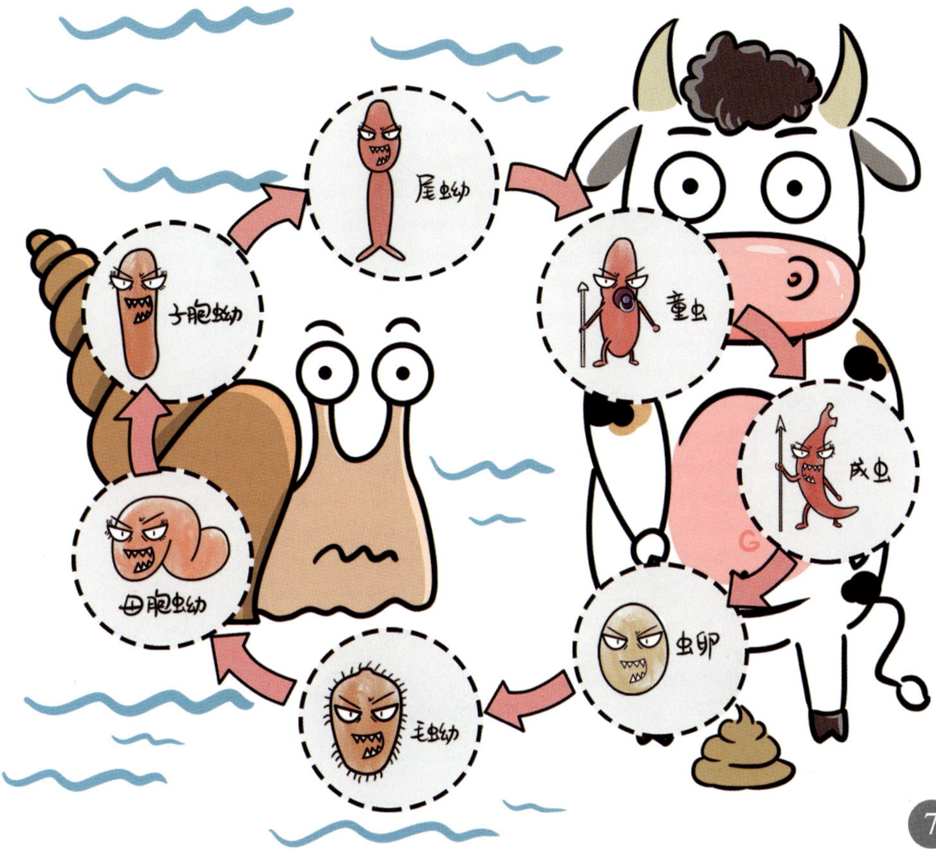

血吸虫 7 个生长阶段中只有尾蚴可以直接感染人畜，其他生长阶段不会感染。

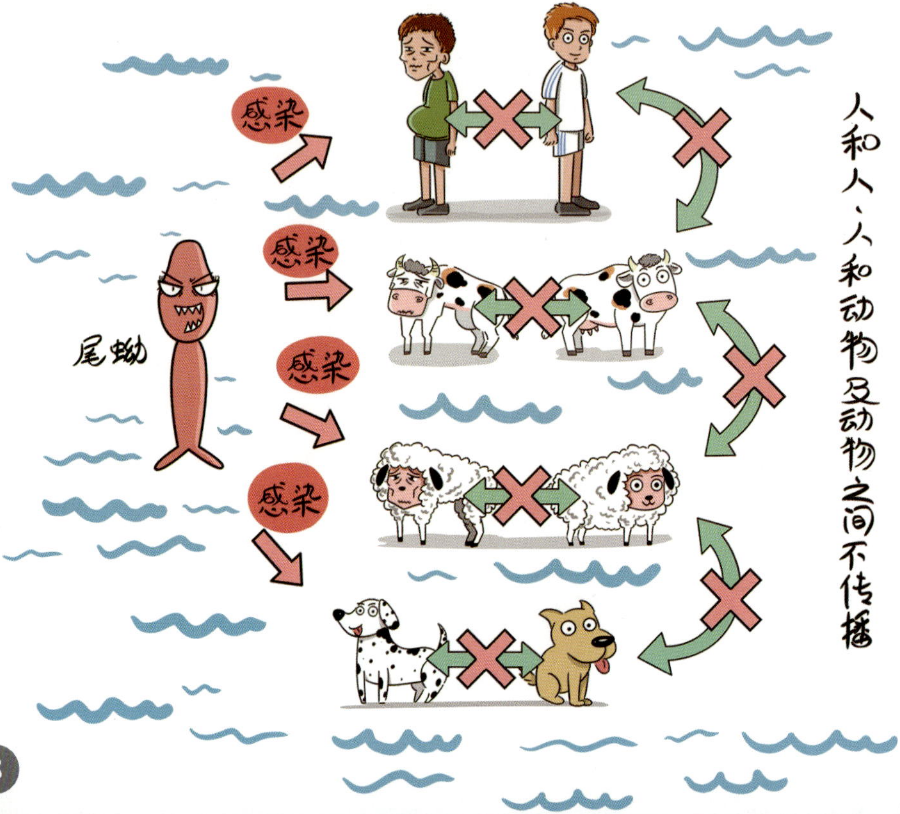

尾蚴
感染
感染
感染
感染
人和人、人和动物及动物之间不传播

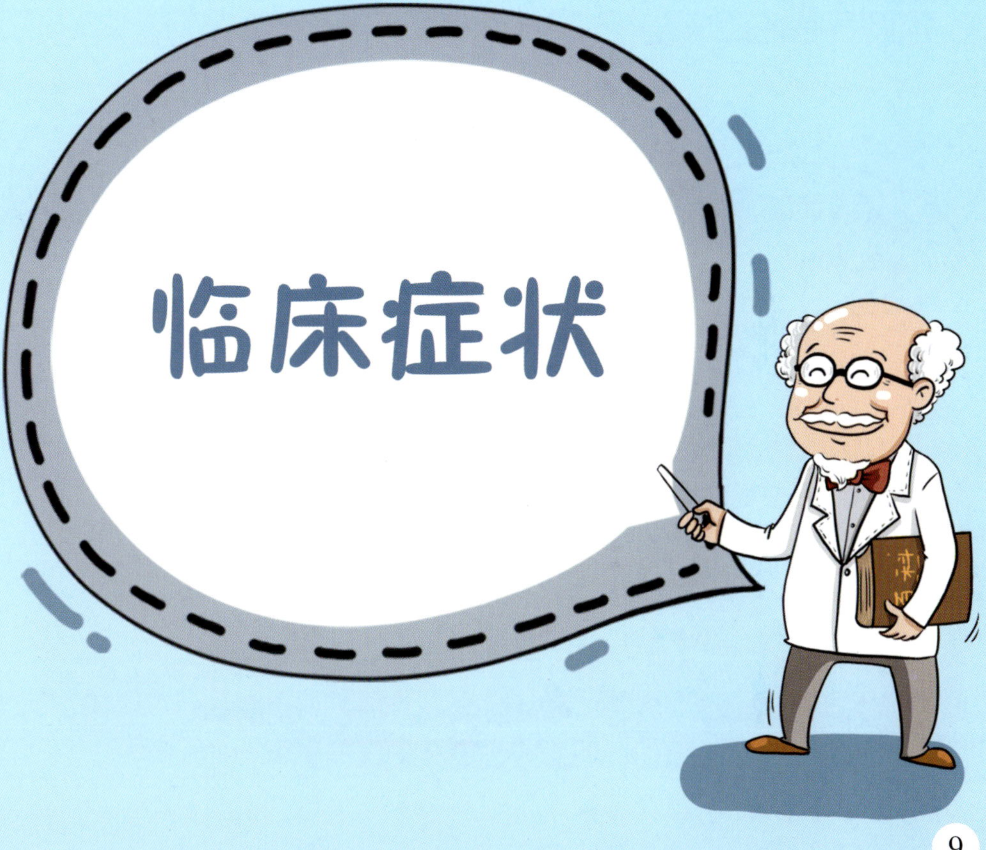
临床症状

人患血吸虫病会有急性型、慢性型和晚期三种不同类型。

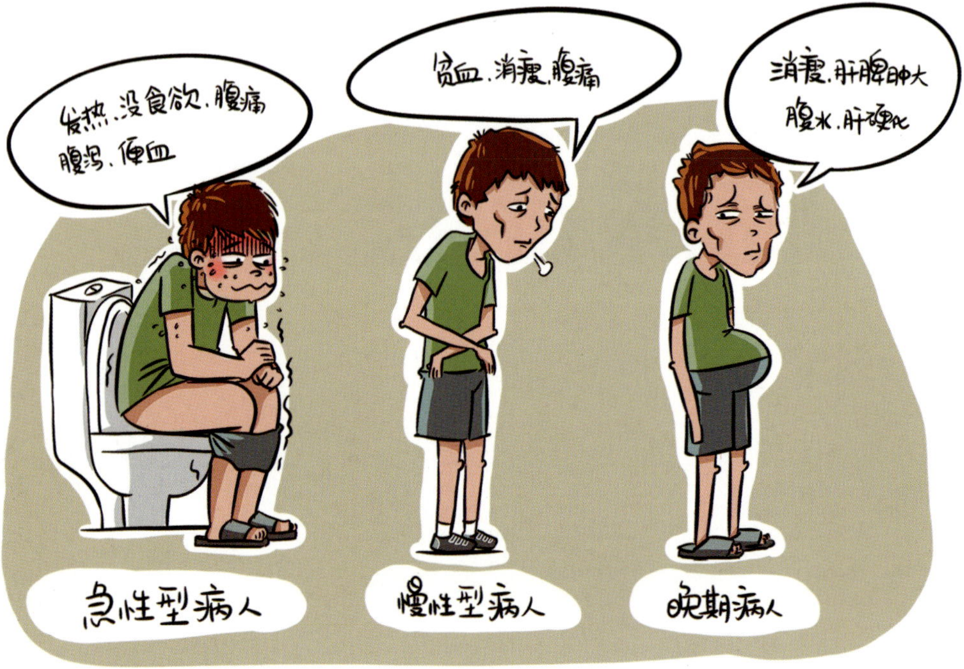

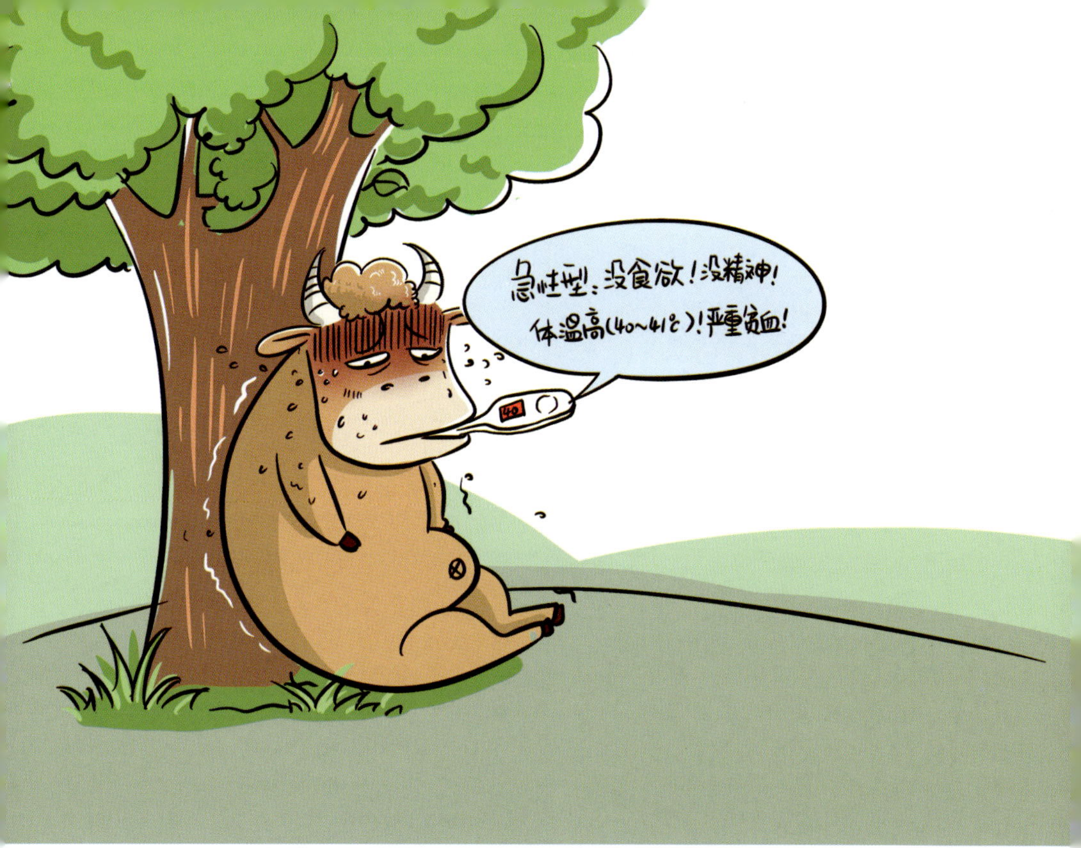
急性型：没食欲！没精神！
体温高（40~41℃）！严重贫血！
40

家畜患血吸虫病有急性型和慢性型。通常犊牛、羔羊症状较重，猪较轻，而马、驴的症状不明显。

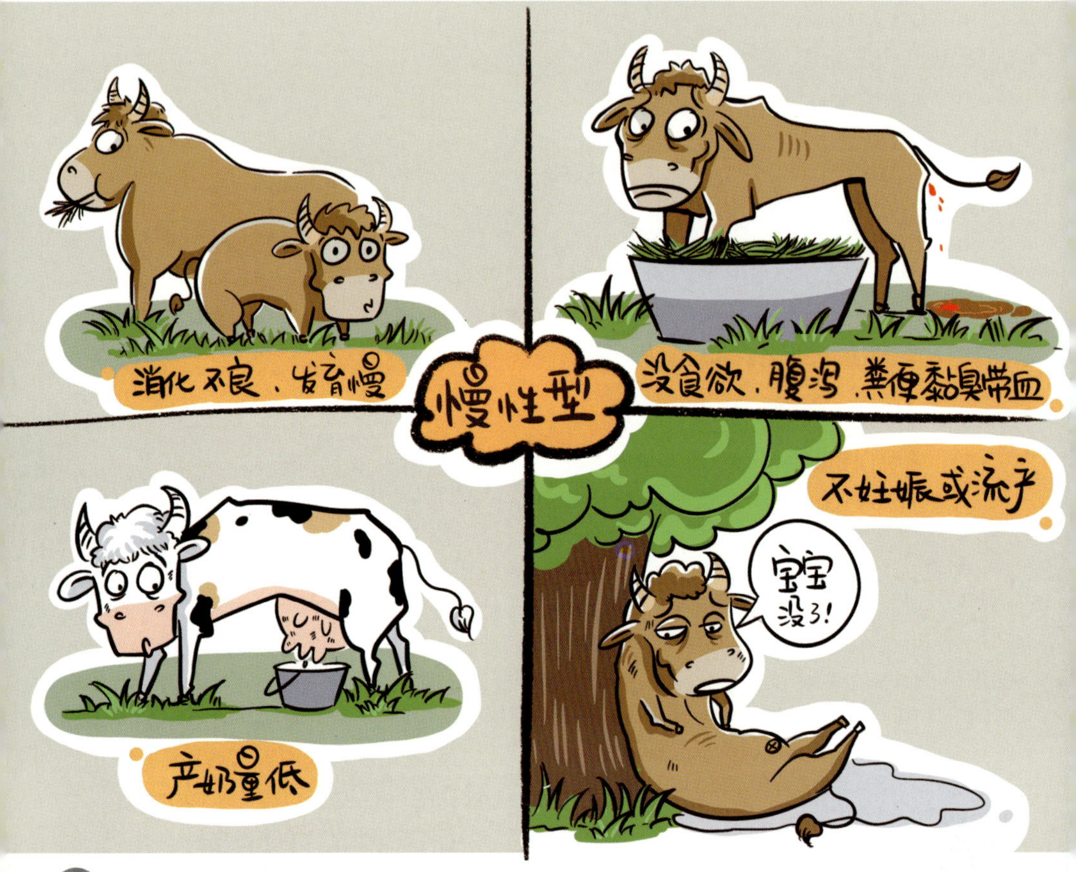
慢性型
消化不良、发育慢
没食欲，腹泻，粪便黏臭带血
产奶量低
不妊娠或流产
宝宝没了！

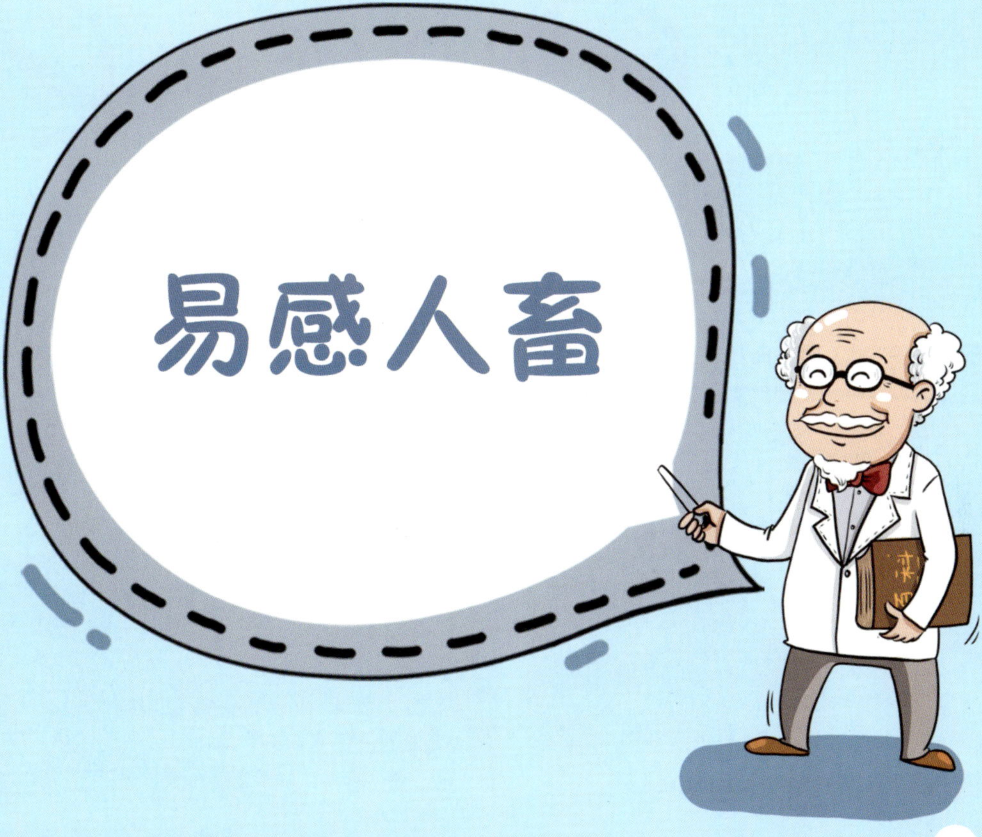
易感人畜

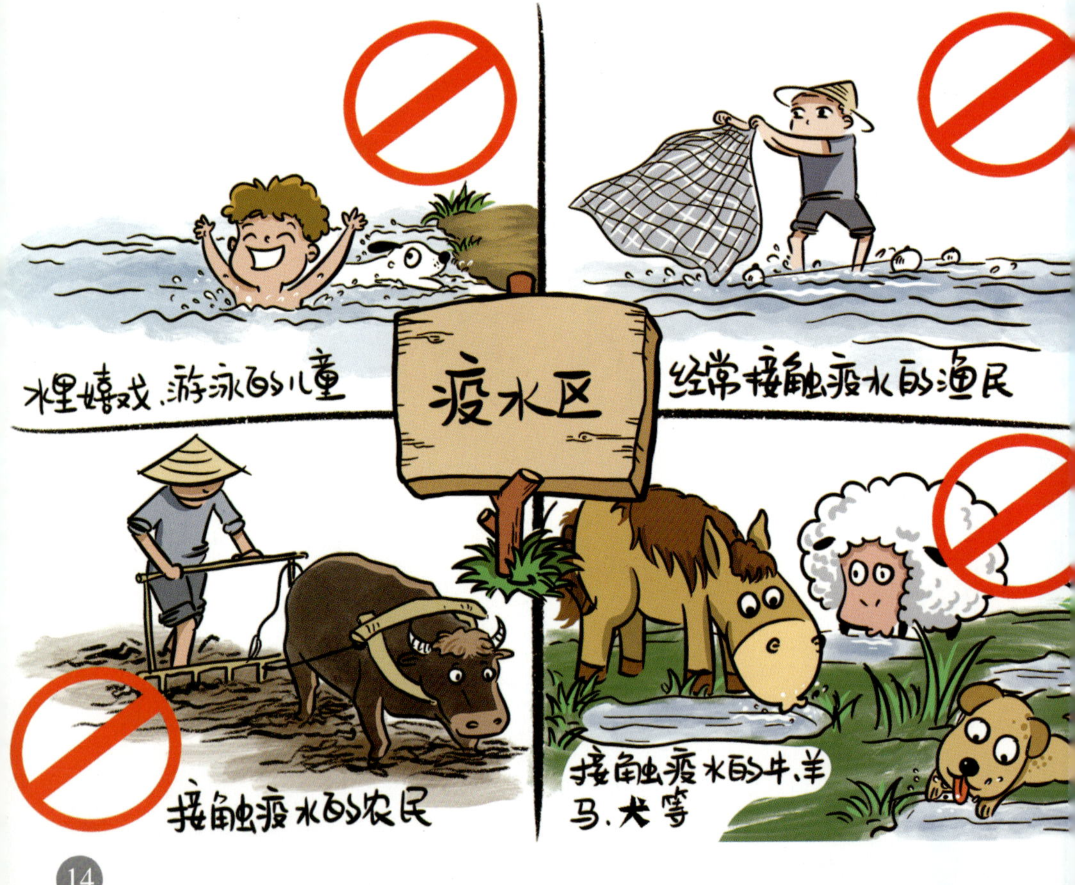
水里嬉戏、游泳的儿童
经常接触疫水的渔民
疫水区
接触疫水的农民
接触疫水的牛、羊
马、犬等

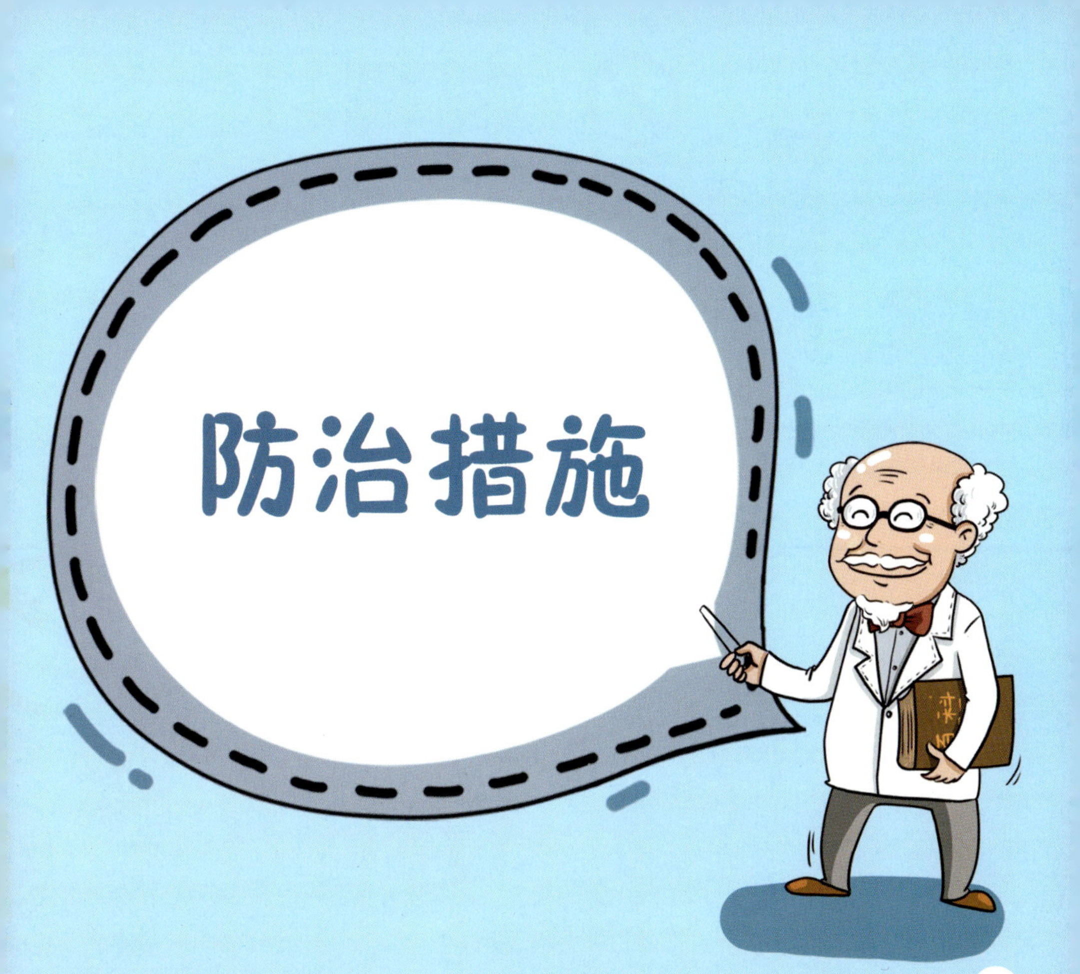
防治措施

提醒养殖场（户）

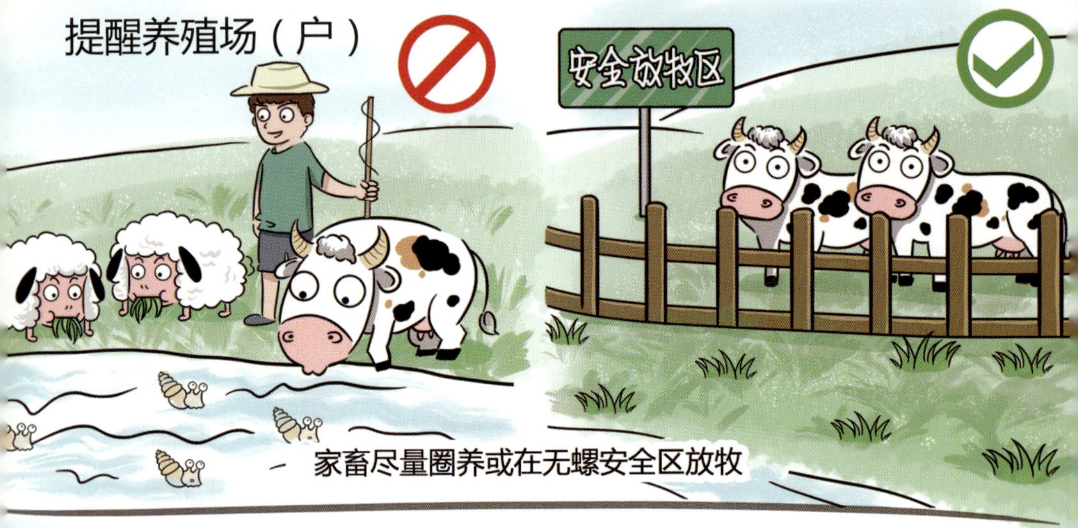

家畜尽量圈养或在无螺安全区放牧

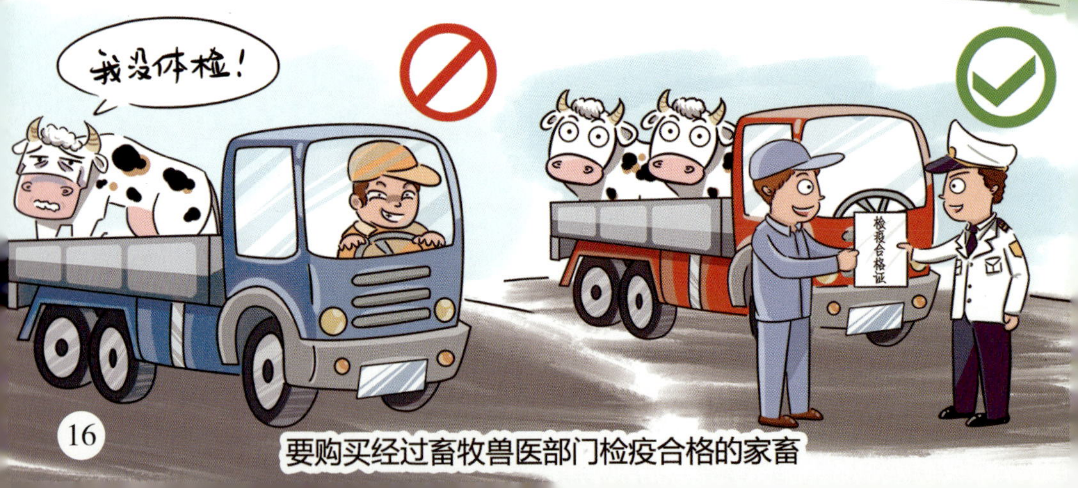

要购买经过畜牧兽医部门检疫合格的家畜

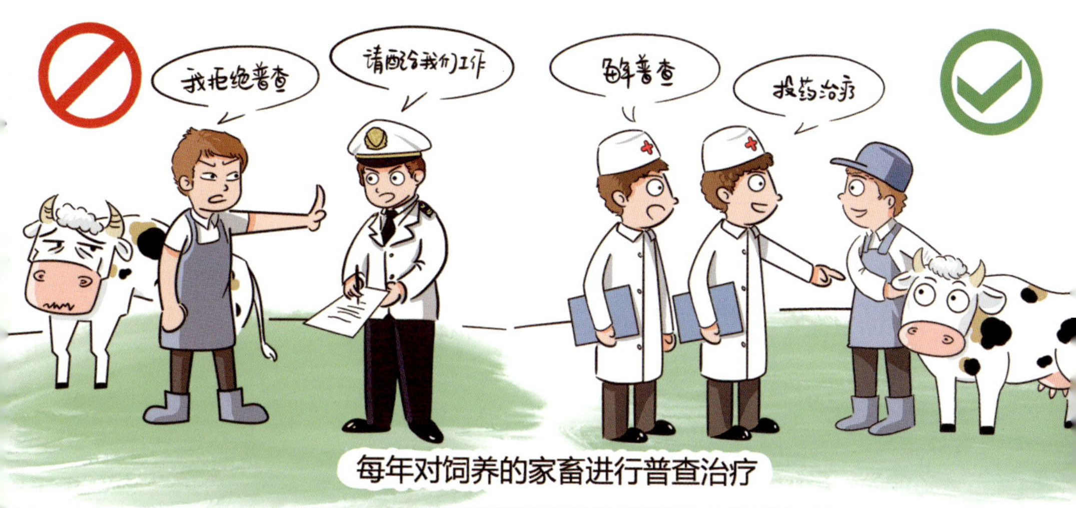
我拒绝普查
请配合我们工作
每年普查
投药治疗
每年对饲养的家畜进行普查治疗

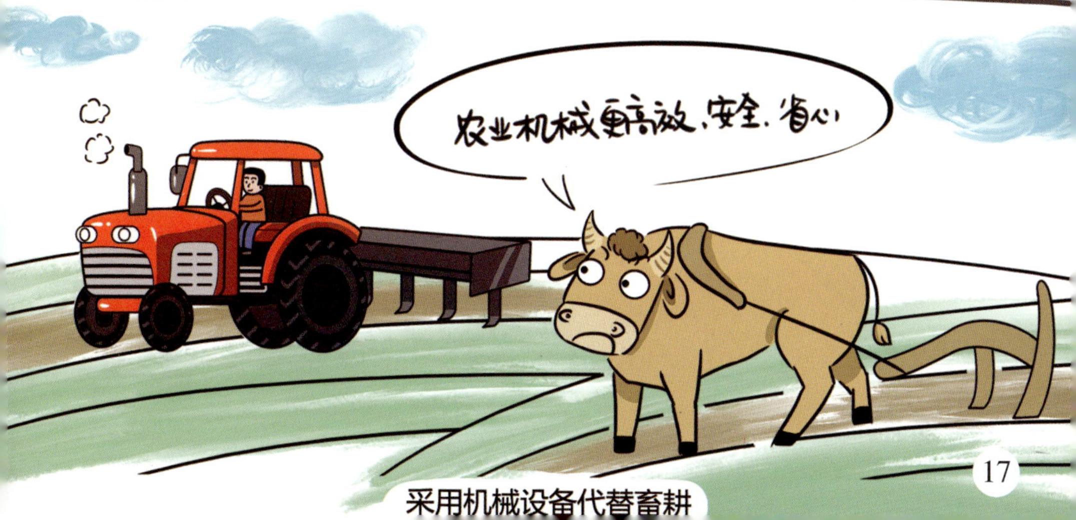
农业机械更高效、安全、省心
采用机械设备代替畜耕

提醒疫区居民

不在疫水区放牧、捕鱼

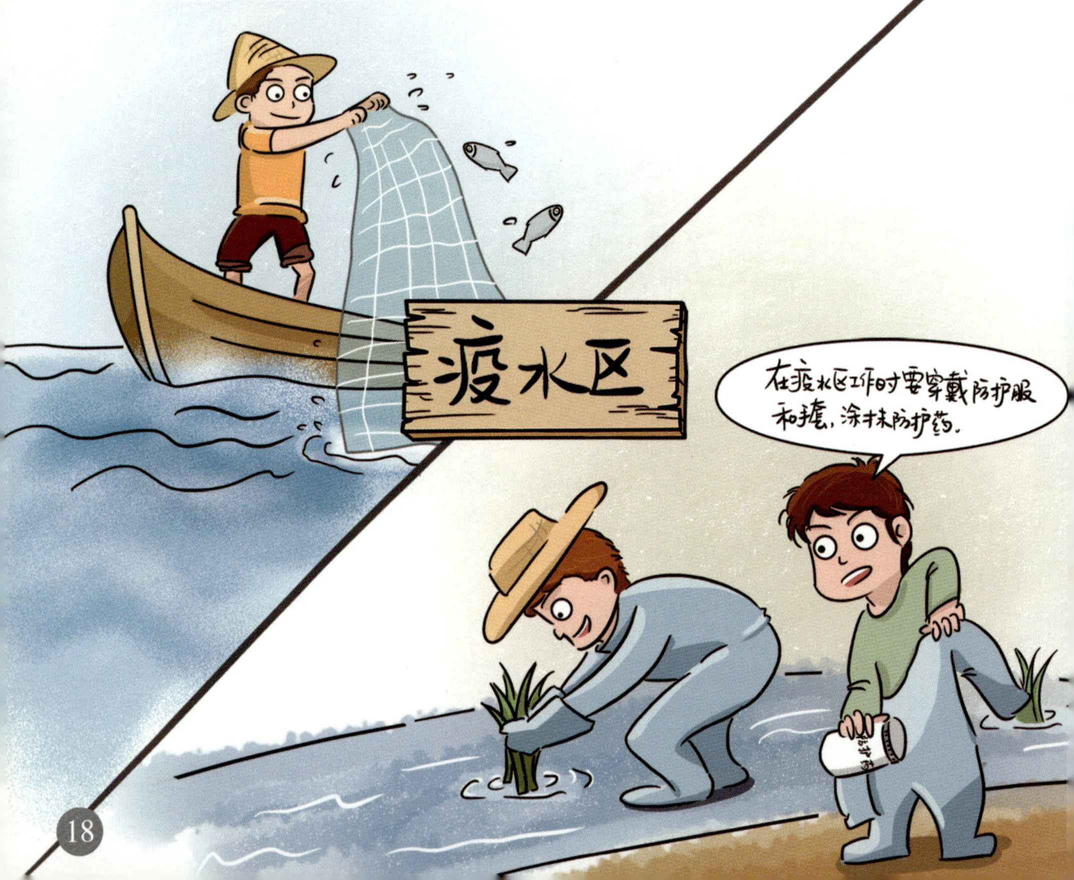
疫水区
在疫水区工作时要穿戴防护服和手套，涂抹防护药。

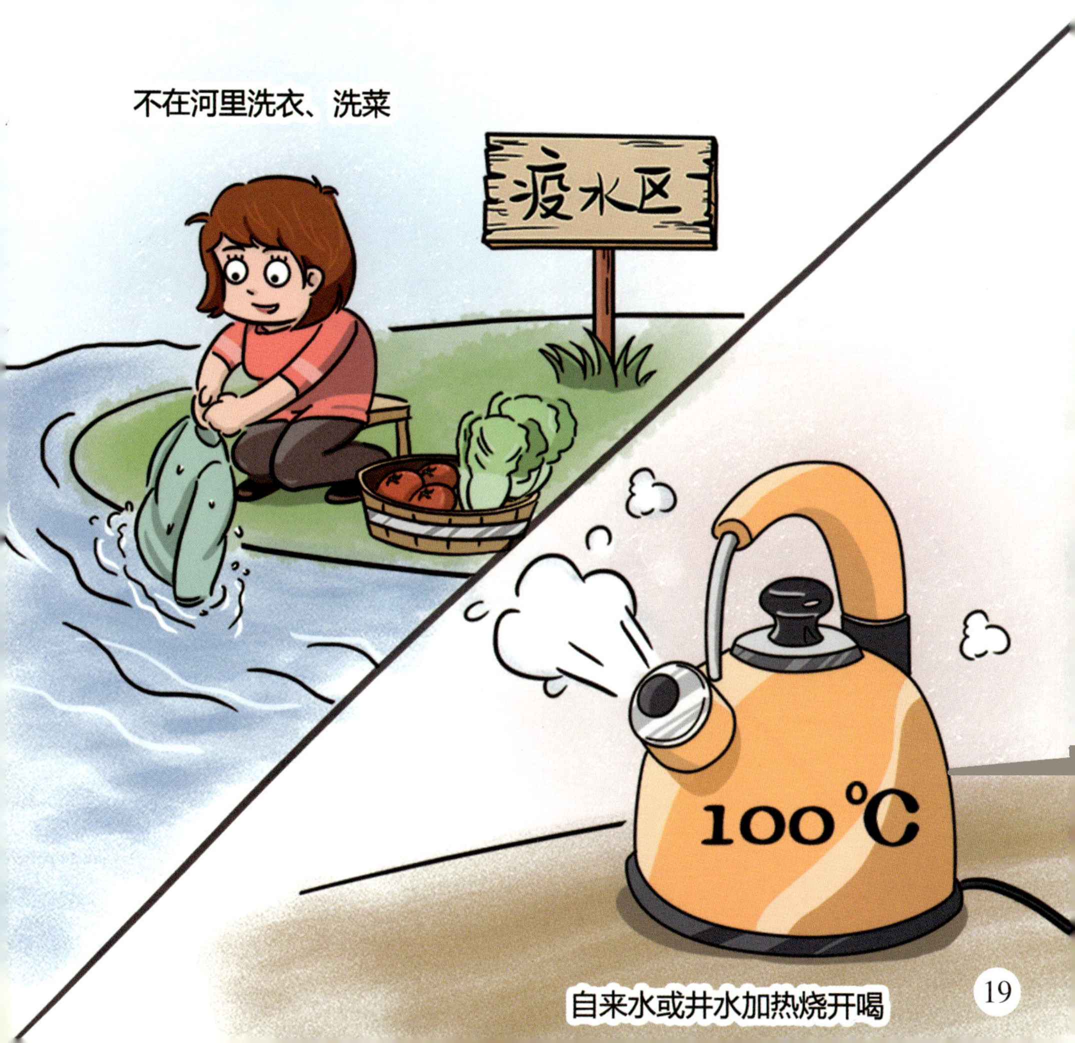
不在河里洗衣、洗菜
疫水区
100℃
自来水或井水加热烧开喝

不在河边排便、建厕所

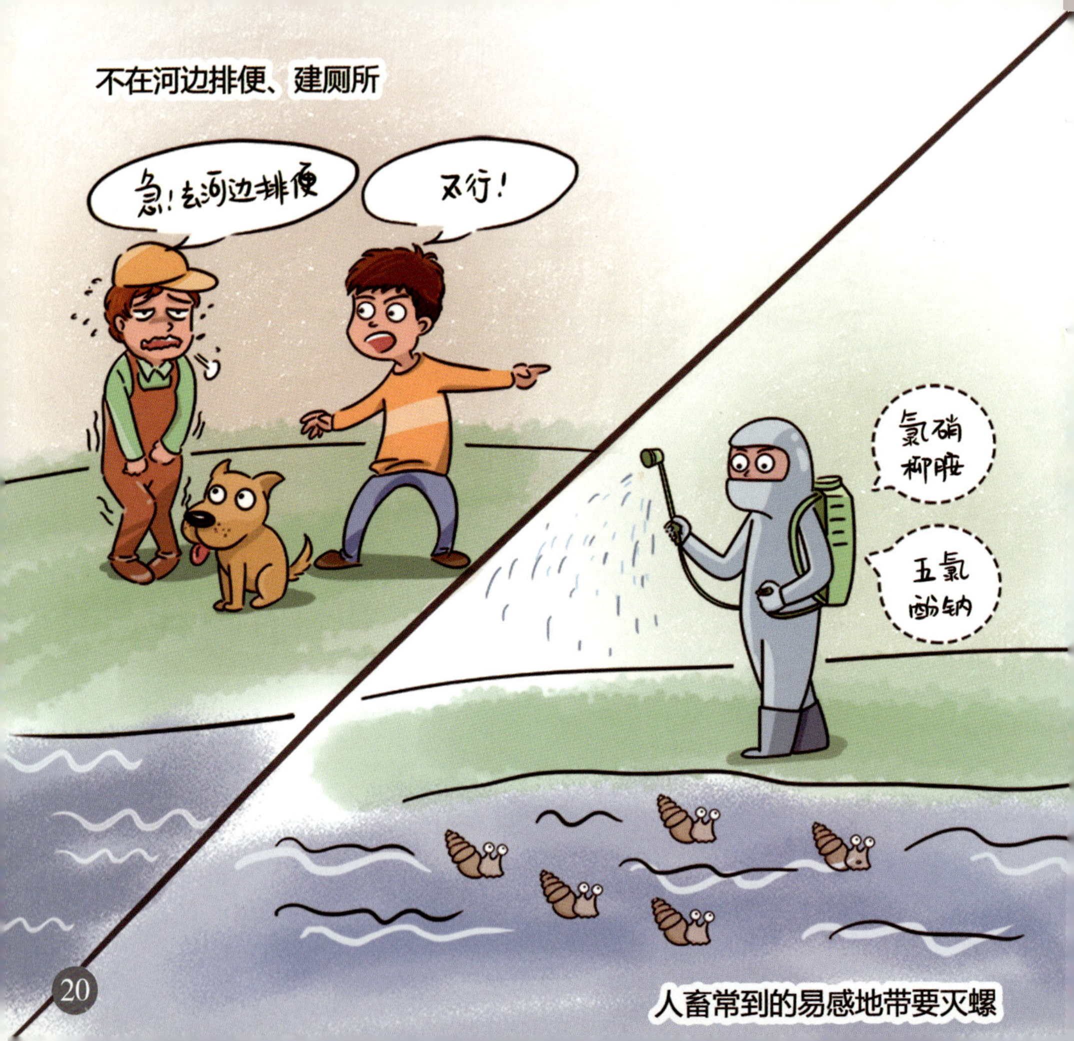

人畜常到的易感地带要灭螺

提醒渔民、船民、抢险人群等

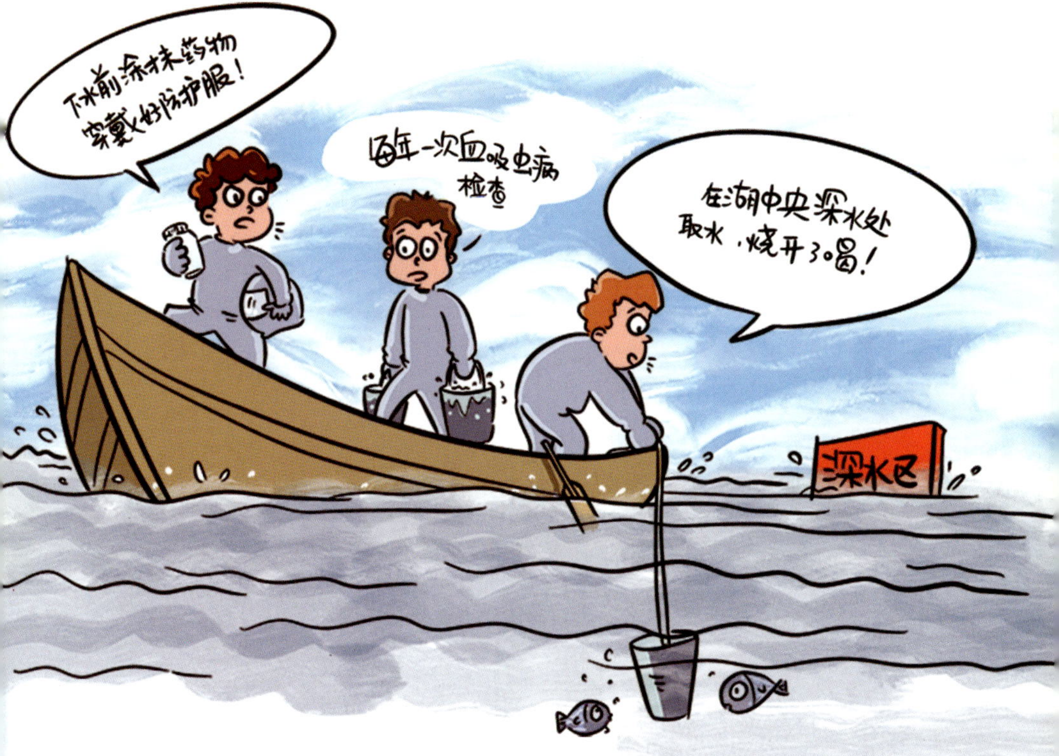
下水前涂抹药物
穿戴好防护服！
每年一次血吸虫病
检查
在湖中央深水处
取水，烧开了喝！
深水区

流动人员要加强自身预防

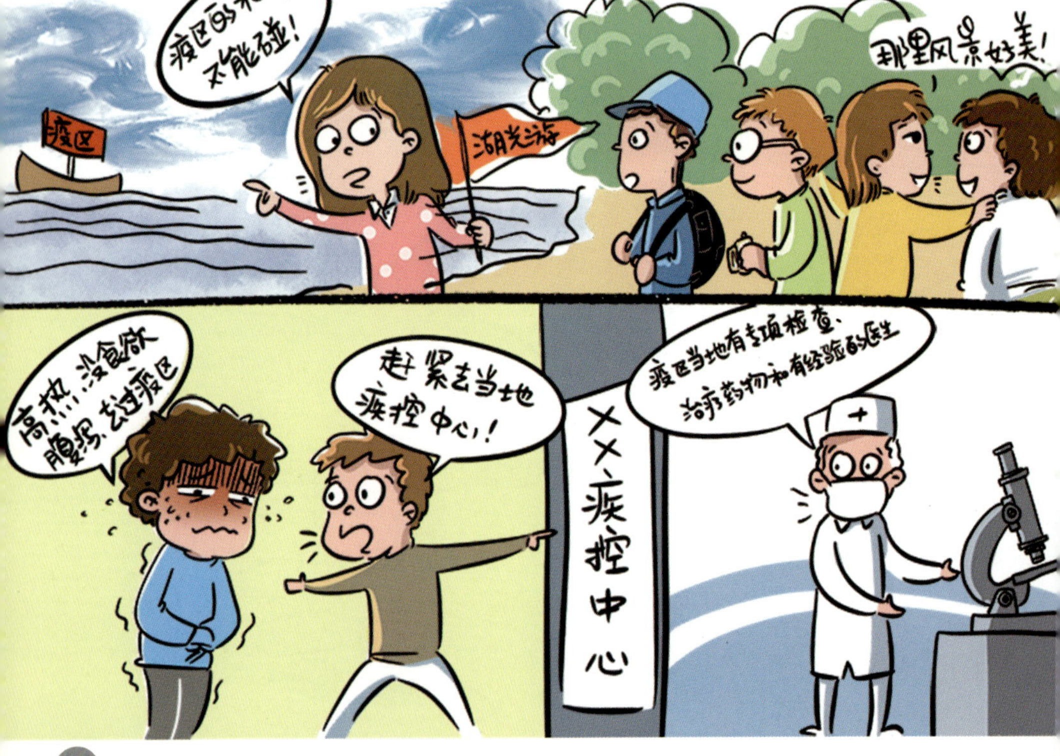

儿童、青少年不要在疫水区玩耍、游泳、捞鱼抓虾等。

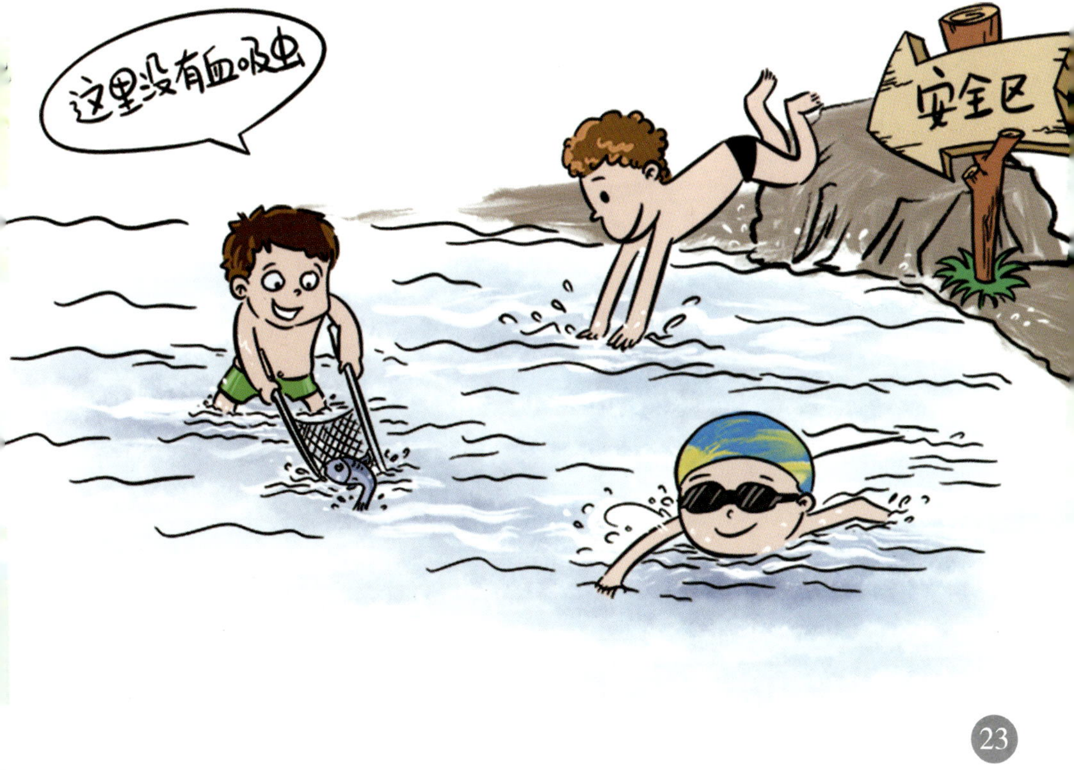

吡喹酮治疗人畜血吸虫病安全、有效。

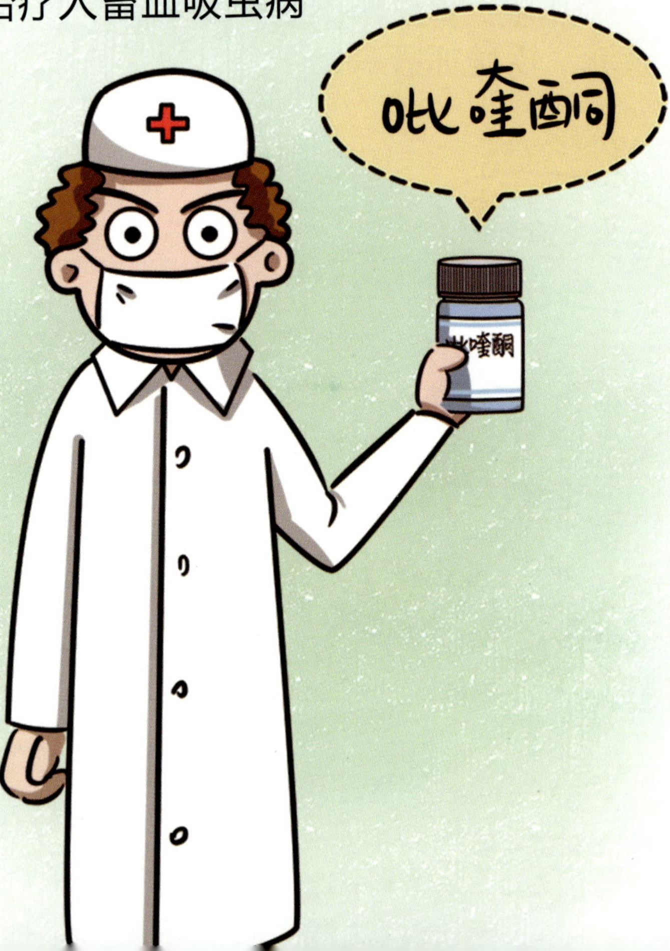

《血吸虫病防控科普知识》视频请关注“中国兽医发布”微信公众号，触发“血防视频”搜索观看。

图书在版编目（CIP）数据

血吸虫病防控科普知识 / 农业农村部畜牧兽医局，中国动物卫生与流行病学中心编. —北京：中国农业出版社，2020.4

（“画里有话”动物疫病防控科普知识讲堂）

ISBN 978-7-109-26669-8

Ⅰ. ①血… Ⅱ. ①农… ②中… Ⅲ. ①血吸虫病 – 防治 Ⅳ. ①R532.21

中国版本图书馆CIP数据核字（2020）第041543号

中国农业出版社出版

地址：北京市朝阳区麦子店街18号楼　　邮编：100125

责任编辑：张艳晶　黄向阳

责任校对：吴丽婷

印刷：中农印务有限公司　　版次：2020年4月第1版

印次：2020年4月北京第1次印刷　　发行：新华书店北京发行所

开本：710mm×1000mm　1/24　　印张：$1\frac{1}{6}$

字数：30千字

定价：10.00元